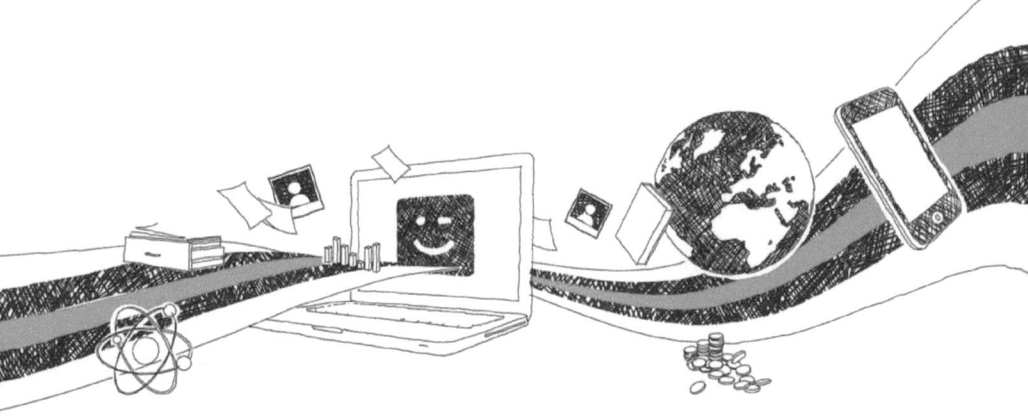
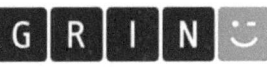

Birgit Langer

Die Anwendung der Astrologie in der Kunst- und Bewegungstherapie

Häuser und Herrscher von Saturn, Uranus und Neptun

GRIN Verlag

Bibliografische Information der Deutschen Nationalbibliothek:

Die Deutsche Bibliothek verzeichnet diese Publikation in der Deutschen National-
bibliografie; detaillierte bibliografische Daten sind im Internet über http://dnb.d-
nb.de/ abrufbar.

Impressum:

Copyright © 2005 GRIN Verlag GmbH
Druck und Bindung: Books on Demand GmbH, Norderstedt Germany
ISBN: 978-3-656-69736-7

Dieses Buch bei GRIN:

http://www.grin.com/de/e-book/274421/die-anwendung-der-astrologie-in-der-kunst-
und-bewegungstherapie

GRIN - Your knowledge has value

Der GRIN Verlag publiziert seit 1998 wissenschaftliche Arbeiten von Studenten, Hochschullehrern und anderen Akademikern als eBook und gedrucktes Buch. Die Verlagswebsite www.grin.com ist die ideale Plattform zur Veröffentlichung von Hausarbeiten, Abschlussarbeiten, wissenschaftlichen Aufsätzen, Dissertationen und Fachbüchern.

Besuchen Sie uns im Internet:

http://www.grin.com/

http://www.facebook.com/grincom

http://www.twitter.com/grin_com

Die Anwendung der Astrologie in der Kunst- und Bewegungstherapie

Eine Arbeit von Birgit Langer

Inhaltsverzeichnis

Die Anwendung der Astrologie in der Kunsttherapie

1 Vorwort

Im Zuge meiner Themenrecherche zur vorliegenden Arbeit ergab sich die Sinnfrage über die Astrologie, welche ich zum Anlass genommen habe, das Prinzip der Astrologie näher zu durchleuchten mit dem Ergebnis, dass eine weitere Frage aufgetaucht ist, die ich zum Thema dieser Arbeit gemacht habe:

Kann man sich die Analyse des astrologischen Geburtshoroskops für die Praxis der Kunst- und Bewegungstherapie zur Hilfe nehmen?

Diese Arbeit geht nicht weiter auf die Grundprinzipien der Esoterik und des astrologischen Geburtshoroskops ein, da dies den Rahmen dieser Arbeit sprengen würde, sondern konzentriert sich auf ausgewählte Detailaspekte des Geburtshoroskops, die analysiert und in Bezug zu künstlerischen Medien gebracht werden sollen.

Dies soll einerseits der/dem Kunst- bzw. BewegungstherapeutIn dienen, die/den KlientIn und ihre/seine Anlagen noch besser einschätzen und ihr/ihm dadurch bessere Begleitung zur Entfaltung ihrer/seiner künstlerischen und körperlichen Fähigkeiten sein zu können. Andererseits soll es auch der/dem KlientIn dienen, sich besser zu verstehen bzw. auf etwaige neue Perspektiven aufmerksam zu werden. Natürlich soll die Erstellung und Analyse des Geburtshoroskops nur mit Einverständnis der/des KlientIn passieren.

Zuerst will ich die Astrologie anhand des ihr zugrunde liegendem senkrechten esoterischen Weltbild, ihre 12 Urprinzipien, d.h. Planeten ergo Sternzeichen ergo Häuser, in Kurzfassung darstellen, um einen nochmaligen Überblick über die vorhandenen Energien zu liefern. Im Anhang sind die Urprinzipien, ihre Symbolik und Eigenschaften noch genauer erläutert.[1] Danach werde ich anhand eines Beispiel-Geburtshoroskops drei für die seelische Entwicklung eines Menschen wichtigen Planeten - Saturn, Uranus und Neptun – analysieren. Aufgrund dieser Analyse will ich anhand des Analogiegesetzes der Esoterik[2] - wie unten so oben und wie oben so unten – eine passende Entsprechung des Ergebnisses der Analyse in den künstlerischen Medien finden. Dies soll den Grundstein oder eine zusätzliche Perspektive in der kunst- und bewegungstherapeutischen Praxis liefern.

Eine weiterführende Möglichkeit, dieses Thema zu behandeln, wäre eine Feldforschung anzustellen und somit das Analyseergebnis durch die Praxis in der Kunsttherapie auf die Probe zu stellen:
Weder die/der KlientIn, noch die/der multimediale KunsttherapeutIn wissen über das Ergebnis der Analyse Bescheid und gehen ihrem herkömmlichen Prozess nach. Nach ca. 15 Sitzungseinheiten werden die in den Sitzungen und in der Freizeit ausgeübten künstlerischen Medien mit jenen der Analyse des Geburtshoroskops verglichen. Daraus kann man dann ablesen, inwieweit sich die Analyse des astrologischen Geburtshoroskops auf die Praxis der Kunsttherapie anwenden lässt.
Diese Vorgehensweise würde wiederum den Rahmen dieser Arbeit sprengen und wäre höchstwahrscheinlich eher ein Thema für eine Diplomarbeit. Daher belasse ich es hiermit bei der theoretischen Analyse dieses Themas, die zwar neue Perspektiven öffnen und insofern hilfreich sein kann, allerdings nicht den Anspruch auf vollkommene Richtigkeit erheben kann

---

[1] Siehe auch Rüdiger Dahlke u. Nicolaus Klein, Das senkrechte Weltbild, 1986, S. 57-121 und Hermann Meyer, Astrologie und Psychologie - Eine neue Synthese, 1981, S. 79-157
[2] Siehe auch Thorwald Dethlefsen, Schicksal als Chance, 1979, S. 30-34

und soll. Denn soviel habe ich bis jetzt über die Kunsttherapie gelernt: Es gibt keine einheitliche Theorie, die ihr zugrunde liegt, sondern vielmehr kommt es auf das momentane Gefühl, die Intuition und auf den spontanen Prozess an und alle weiteren Prozesse, die daraus entstehen. Denn dies ist der Grundstein der Kunsttherapie: die schöpferische Kraft des künstlerischen Aktes.

2 Die Astrologie: Das senkrechte Weltbild

Die Astrologie ist die Lehre von den Urprinzipien. Sie dient sozusagen als Messinstrument, als Abbildungssystem der Wirklichkeit.

Ein großer Unterschied allerdings zu den uns bekannten herkömmlichen Wissenschaften besteht darin, dass dort die Wirklichkeit in waagrechte Ebenen und in der Astrologie in senkrechte Analogieketten eingeteilt wird.

Das waagrechte Weltbild: Einteilung in verschiedene Ebenen: Wissensgebiete wie Soziologie, Zoologie, Mineralogie, Psychologie, Physik, Chemie, Medizin etc. Jedes dieser Gebiete erklärt nun die Welt in ihrer Ebene auch wiederum waagrecht: Das Ordnungssystem funktioniert dort so, dass Oberbegriffe bestimmter Individualitäten zusammengefasst werden, die bestimmte Charakteristika gemeinsam haben, z.B.:

in der Zoologie: Ebene Meerestiere: Fisch, Robbe, Wal, Delphin, Muschel etc.
in der Medizin: Ebene innere Organe: Herz, Lunge, Leber, Darm, Milz etc.

Ausnahme ist das Periodensystem, das nach dem senkrechten Denken aufgebaut ist.

Das senkrechte Weltbild: Einteilung in verschiedene Urprinzipien, die sich durch alle Ebenen durchziehen. Dies entspricht dem Analogiegesetz[3].

Das Analogiegesetz geht von der Prämisse aus, dass unser Universum eine Gesamtheit, einen Kosmos (griechisch: kósmos = Ordnung) darstellt. In dieser Ordnung gibt es keinen Zufall, sondern sie ist durch Gesetze definiert.
Die zweite Prämisse lautet, dass überall in diesem Universum dieselben Gesetze herrschen: wie oben so unten: wie im Himmel, so auf Erden. Ob es nun der makrokosmische oder der mikrokosmische Bereich ist, ob es die Planeten, das Licht, die Vegetation, die Menschen oder Viren sind, es wird davon ausgegangen, dass alle Ebenen der Erscheinungsformen nach denselben Gesetzen analog funktionieren (griechisch: analogia = Entsprechung, Verhältnismäßigkeit). Wir selber können nur einen Bruchteil dieses Gesamtspektrums erforschen und erkennen, alles was unter oder über unserer Wahrnehmungsgrenze liegt entzieht sich unserer Vorstellungskraft. Hier kommt das Analogiegesetz mit „wie oben, so unten" zum Tragen, wodurch wir unsere Erfahrungen von der einen uns Menschen zugänglichen Ebene auf eine andere größere oder kleinere Ebene analog übertragen können.[4]

---

[3] „Dasjenige, welches Unten ist, ist gleich demjenigen, welches Oben ist: Und dasjenige, welches Oben ist, ist gleich demjenigen, welches Unten ist, um zu vollbringen die Wunderwerke eines einziges Dinges." Von Hermes Trismegistos in Thorwald Dethlefsen, Schicksal als Chance, 1979, S.28
[4] vgl. Thorwald Dethlefsen, Schicksal als Chance, 1979, S. 30-34

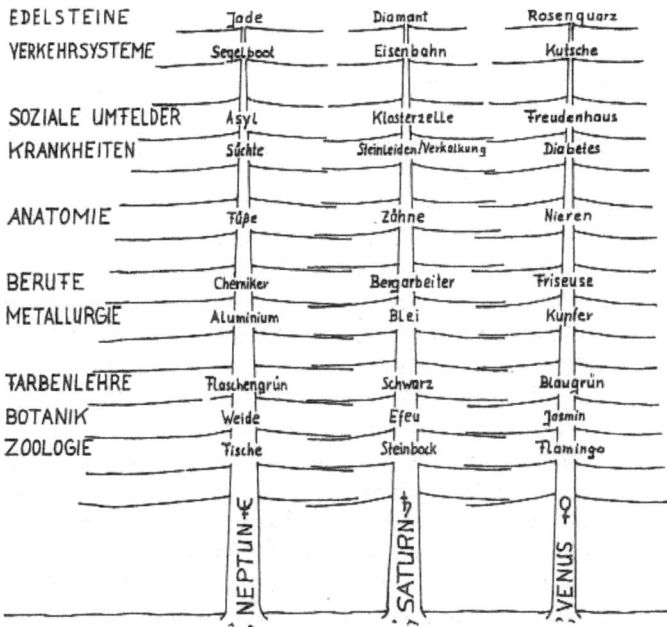

Abbildung 1: Wissenswald (Rüdiger Dahlke, Das senkrechte Weltbild, 1986)

Rüdiger Dahlke hat dies sehr anschaulich anhand des „Wissenswaldes aus lauter hohen Fichten" erklärt:[5]
Die Ebenen der horizontal wachsenden Zweige der Bäume stellen die verschiedenen Wissenschaften bzw. Oberbegriffe dar. In jeder Ebene (z.b. Krankheiten, Berufe, Zoologie) finden sich immer alle Urprinzipien wieder (z.b. Krankheiten: Süchte, Verkalkung, Diabetes). Man kann nun den Wald Ebene für Ebene (horizontal) erforschen, oder aber man geht in den Wald hinein und betrachtet das Ganze von unten jeden Stamm einzeln hinauf (vertikal). Jeder einzelne Baum vertritt ein Urprinzip (z.b. Neptun, Saturn, Venus). Jeder einzelne Zweig eines Stammes vertritt eine andere Ebene, aber ihre Gemeinsamkeit ist die, dass sie alle dasselbe Prinzip vertreten (z.b. Neptun: Fische, Füße, Süchte).

Die Planeten haben somit keinen kausalen Effekt auf uns, sondern sollen unsere Wirklichkeit auf einer einfacher beobachtbaren - durch ihre genauen Umlaufbahnen mathematisch beliebig in die Zukunft und in die Vergangenheit erfassbar - Ebene abbilden.

3   Die Urprinzipien

Nun ist es an der Zeit, einen Überblick über die uns zugrunde liegenden Urprinzipien zu geben.
Da jede Lebensform eine Einheit aus Körper, Seele und Geist bildet[6] - in jeder Religion, alten Philosophie und ganzheitlichen Medizin vertreten – beinhalten auch die Urprinzipien diese Dreiheit.

---

[5] Rüdiger Dahlke u. Nicolaus Klein, Das senkrechte Weltbild, 1986, S. 16ff
[6] Siehe auch Thorwald Dethlefsen, Schicksal als Chance, 1979, S. 34-41

5

Symbole:

Geist: O (Kreis - Einheit und Vollkommenheit)
Seele: ∪ (Halbkreis, Schale - Empfänglichkeit, Aufnahmefähigkeit)
Körper: + (Kreuz - Materie, Zahl 4)

2 Urprinzipien – Venus und Merkur - beherbergen jeweils 2 Tierkreiszeichen (das Frühlings-
und das Herbstzeichen dieses Prinzips), der Rest jeweils nur eines.

Im Weiteren liste ich alle Tierkreiszeichen mit den ihnen entsprechenden
Urprinzipien/Planeten und Häusern auf.[7] Im Anhang werden die entsprechenden
Bedeutungen ausführlich erklärt.

a. Widder ♈ - Mars ♂ - Haus 1
   Das aggressive Urprinzip - Durchsetzungsfähigkeit

b. Stier ♉ - Venus ♀ - Haus 2
   Das ausgleichende Urprinzip – Abgrenzungs- und Genussfähigkeit

c. Zwilling ♊ - Merkur ☿ - Haus 3
   Das vermittelnde Urprinzip – Ausdrucks- und Kommunikationsfähigkeit

d. Krebs ♋ - Mond ☽ - Haus 4
   Das widerspiegelnde Urprinzip – Empfindungsfähigkeit

e. Löwe ♌ – Sonne ☉ – Haus 5
   Das lebenspendende Urprinzip – Handlungsfähigkeit, seelische Bindungsfähigkeit

f. Jungfrau ♍ – Merkur ☿ – Haus 6
   Das vermittelnde Urprinzip – Wahrnehmungs- und Beobachtungsfähigkeit, Fähigkeit,
   Gefühle zu zeigen

g. Waage ♎ - Venus ♀ - Haus 7
   Das ausgleichende Urprinzip – Kontakt- und Liebesfähigkeit

h. Skorpion ♏ - Pluto ♇ - Haus 8
   Das zersetzende Urprinzip – Beziehungsfähigkeit

i. Schütze ♐ – Jupiter ♃ - Haus 9
   Das entwickelte Urprinzip – Bildungsfähigkeit

j. Steinbock ♑ - Saturn ♄ - Haus 10
   Das einschränkende, begrenzende Urprinzip – Rechts-, Verantwortungs- und
   Bewusstseinsfähigkeit

k. Wassermann ♒ – Uranus ♅ – Haus 11
   Das exzentrische, unstete Urprinzip – Fähigkeit zur Freiheit

l. Fische ♓ – Neptun ♆ – Haus 12
   Das auflösende Urprinzip – Kosmische Fähigkeiten

---

[7] Vgl. Rüdiger Dahlke u. Nicolaus Klein, Das senkrechte Weltbild, 1986, S. 57-121 und
Hermann Meyer, Astrologie und Psychologie - Eine neue Synthese, 1981, S. 79-157

4 Analyse eines Geburtshoroskops

Dieses Horoskop wurde mittels Eingabe folgender Geburtsdaten von einem Berechnungsprogramm einer astrologischen Homepage im Internet erstellt.[8]

geboren am 3. August 1976	Uhrzeit	7:07
in Wien West, AUS	Weltzeit	06:07
16e21'04, 48n13'53	Sternzeit	04:00:13

Geburtshoroskop:

Planetenstellungen

Planet	Zeichen	Grad	Haus	Bewegung
Sonne	**Löwe**	11°01'44	11/12	direkt

Sonne befindet sich technisch am Ende von Haus 11 und wird daher in Haus 12 gedeutet.

Planet	Zeichen	Grad	Haus	Bewegung
Mond	Skorpion	15°24'44	3	direkt
Merkur	Löwe	29°15'41	12	direkt
Venus	Löwe	23°43'06	12	direkt
Mars	Jungfrau	16°44'29	1	direkt
Jupiter	Stier	27°43'38	9/10	direkt
Saturn	Löwe	7°09'17	11/12*	direkt
Uranus	Skorpion	3°15'49	3	direkt
Neptun	Schütze	11°18'02	4	rückläufig
Pluto	Waage	9°29'05	2	direkt
Mondkn.(w)	Skorpion	7°47'49	3	Rückläufig

*steht ein Planet nur 5° im Abstand zum nächsten Haus, kann man ihn sowohl in dem einen als auch im nächsten Haus deuten, hier sowohl im 11. als auch im 12. Haus.

Häuserstellungen (Placidus)

Aszendent	**Jungfrau**	8°04'37
2. Haus	Waage	0°02'36
3. Haus	Waage	27°57'20
Imum Coeli	Schütze	2°08'23
5. Haus	Steinbock	8°48'27
6. Haus	Wassermann	11°17'00
Deszendent	Fische	8°04'37

---

[8] http://rubriken.fireball.de/rubriken/Unterhaltung_und_Freizeit/Horoskop/individuell.php, © 2004 Lycos Europe GmbH, 19. August 2005

Das gesamte Geburtshoroskop zu deuten, würde den Rahmen dieser Arbeit sprengen, daher konzentriere ich mich auf die Aspekte bezüglich Saturn, Uranus und Neptun. Saturn symbolisiert das so genannte Urtrauma im Leben eines Menschen, welches wegen fest eingefahrener Maßstäbe und Über-Ich-Normen nicht gelöst werden kann. Daher versucht der Mensch sich mittels Uranus von diesen Normen zu befreien und mittels Neptun diese Normen zu umgehen. Eine richtige Befreiung kann aber erst stattfinden, wenn die alten Maßstäbe in Frage gestellt werden und aktiv an einer Änderung der sich gesetzten Normen gearbeitet wird. Man nennt dies auch die erlöste bzw. entwickelte Stufe der Urprinzipien.[9]

Eine genaue Auflistung aller Urprinzipien ist für die bessere Verständlichkeit auch im Anhang ersichtlich.

<u>Nun zum Beispiel:</u>

Saturn ist Herrscher von Haus 5 und steht im Löwen im 11./12. Haus.

Uranus ist Herrscher von Haus 6 und steht im Skorpion im 3. Haus.

Neptun ist Herrscher von Haus 7 und steht im Schützen im 4. Haus.

Jeder Planet hat nicht nur eine bestimmte Stellung im Geburtshoroskop, sondern wird auch als der Herrscher desjenigen Hauses bezeichnet, welches mit seiner Häuserspitze das Tierkreiszeichen anschneidet, welches diesem Planeten entspricht.[10]
Dies bedeutet, dass nicht nur vor allem das Haus und zweitrangig erst das Sternzeichen, in welchen der Planet steht, Probleme und Lösungen im Leben anzeigen, sondern auch eine direkte Wechselwirkung zwischen den Belangen des Herrscherhauses und dem anderen Haus bestehen.

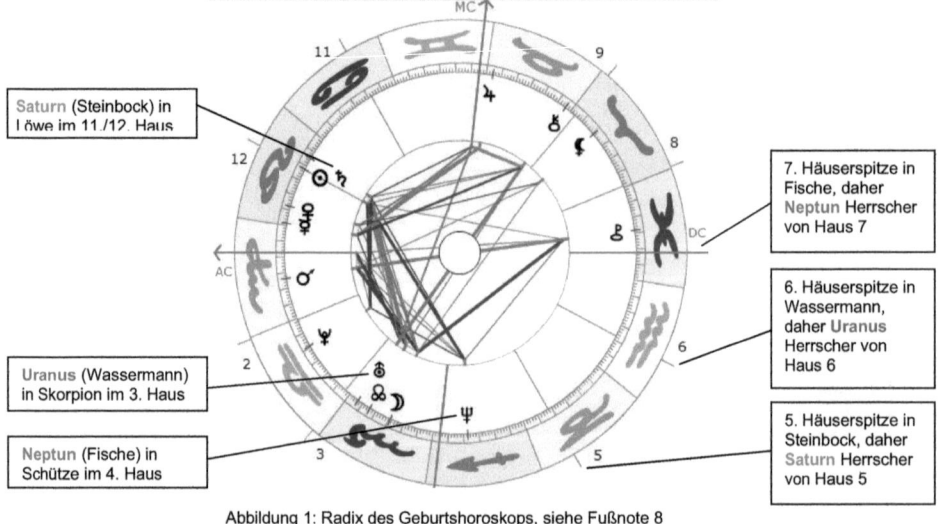

Saturn (Steinbock) in Löwe im 11./12. Haus

7. Häuserspitze in Fische, daher Neptun Herrscher von Haus 7

6. Häuserspitze in Wassermann, daher Uranus Herrscher von Haus 6

Uranus (Wassermann) in Skorpion im 3. Haus

5. Häuserspitze in Steinbock, daher Saturn Herrscher von Haus 5

Neptun (Fische) in Schütze im 4. Haus

Abbildung 1: Radix des Geburtshoroskops, siehe Fußnote 8

---

[9] Hermann Meyer, Astrologie und Psychologie - Eine neue Synthese, 1981, S. 280-307
[10] **Siehe dazu und zu 4.1 bis 4.3.** Hermann Meyer, Astrologie und Psychologie - Eine neue Synthese, 1981, S. 255-277

4.1 Saturn

Hier existiert eine Hemmung in der Selbstverwirklichung und im Handeln (Haus 5). Diese Hemmung wird kompensiert durch ein Elternrollenspiel in Bezug auf das Freizeitverhalten (Haus 11), einerseits durch die Suche nach Anerkennung im Freizeitverhalten bzw. schränkt man das selbstständige Handeln von anderen ein (11. Haus ist das 5. Haus der anderen). Oder man ist in eigenen Unternehmungen in der Freizeit und in seiner eigenen Freiheit gehemmt.
Deutet man Saturn im 12. Haus, wird die Hemmung kompensiert durch den Versuch Anerkennung im Hintergrund des öffentlichen Lebens / des nicht anerkannten Lebens (z.B. Krankenhäusern, Minderheiten, Obdachlosenheime, …) zu erhalten bzw. wird der seelische Ausdruck des anderen (12. Haus ist das 6. Haus der anderen) gehemmt. Oder die Wahrnehmung der Welt jenseits des allgemein Anerkannten bzw. der kosmischen Zusammenhänge sind gehemmt. Man hat Angst unangepasst zu leben.
Saturn in Löwe bedeutet, dass es hier immer um die Selbstverwirklichung, das Sich wo einbringen und das Handeln und Tun geht.

Dass hier sowohl das Haus 5, als auch der Löwe - symbolisch entspricht der Löwe dem Haus 5 – betroffen sind, verstärkt nur die Ausgangslage, dass im Saturn eine Hemmung in der Selbstverwirklichung besteht.
Der/Die Betroffene gerät hier im Leben immer wieder in Situationen, wo er/sie sich von außen in seiner Freiheit bedroht fühlt und es nicht schafft durch von außen erlebte Zwänge sich selbst zu verwirklichen.

Im entwickelten Stadium des Saturns sollte er/sie es schaffen, in Bezug auf die Freiheit (Haus 11), das Unangepasste / Hintergründige / Kosmische (Haus 12) und Selbstverwirklichung (Haus 5) seine eigenen Rechte zu entdecken und durchzusetzen und die auferlegten Normen anderer zu erkennen und sie als nicht die eigenen von sich abzugrenzen. Die seelische Eigenart soll hier gefunden und durchgesetzt werden.

Dies geschieht unter anderem auch über die Wege des Uranus und Neptun.

4.2 Uranus

Die Hemmung, die durch Saturn ausgedrückt ist, und die damit verbundenen Normen und Über-Ich-Maßstäbe, die an die Selbstverwirklichung und sein Freizeitverhalten gebunden werden, will die/derjenige immer wieder durchbrechen und findet diese Möglichkeit in Uranus.

Je stärker man in seiner Freizeit und Freiheit (Haus 11) und in seinem Unangepasstsein (Haus 12) beschränkt wird bzw. gehemmt ist, desto stärker wird der Drang nach Befreiung von Gefühlen am Arbeitsplatz und bei sonstigen Anpassungszwängen (Haus 6) und zwar durch freien unabhängigen körperlichen Ausdruck (Haus 3).
Uranus in Skorpion hebt bezüglich des freien Ausdrucks (Haus 3) die Ebene des gegenseitigen Austauschs von Fähigkeiten in der Partnerschaft hervor und die Sicherung der eigenen geistigen Meinung und Ideen.

Hier kommt der so genannte Revolutionär meistens am Arbeitsplatz oder bei Situationen hervor, bei welchen es um Unterordnung, Anpassung und Abhängigkeit geht.
Die Hemmung durch einen noch nicht sehr entwickelten Saturn kann hier aber noch zu stark sein, um sich wirklich befreien zu können. Man rennt sozusagen immer gegen die sich selbst aufgestellten Mauern. Diese Befreiungsversuche innerhalb der Normen sind allerdings nötig, um die Entwicklung voranzutreiben und auch um die alten Über-Ich-Maßstäbe zu erkennen und zu lösen.

Im entwickelten Stadium sollte es der/dem Betroffenen möglich sein durch das Zeigen der eigenen Gefühle und eigenen Natur (Haus 6) in solchen Situationen einen freien unabhängigen körperlichen Ausdruck (Haus 3) zu entwickeln, welcher die eigene geistige Meinung und die eigenen Ideen (Skorpion) widerspiegelt ohne gegen irgendwelche Normen rebellieren zu müssen. Oder umgekehrt sollte es der/dem Betroffenen möglich sein, durch den eigenen körperlichen Ausdruck und Einbringen der eigenen Ideen, seine/ihre eigene Natur und Gefühle zu zeigen.

4.3 Neptun

Eine andere Möglichkeit, aus den alten Normen auszubrechen ist, sie durch Neptun aufzulösen. Hier finden im unentwickelten Stadium die Verdrängung der Normen, Heimlichkeiten vor Vertretern dieser Normen und die Schuldgefühle bei jedem Ausbruchversuch statt:

Beim Ausbruch durch den freien unabhängigen Ausdruck und das Zeigen von Gefühlen (Uranus) kommt es hier zu Schuldgefühlen und daher zu Unsicherheit im Kontakt mit anderen, Flucht vor Auseinandersetzungen und vor der Partnerschaft, Unsicherheit in der geistigen und erotischen Eigenart und kann zum Helfersyndrom führen (Haus 7). Dies führt wiederum zu Verunsicherungen in der seelischen Eigenart und des Heimatgefühls und zu Fluchtgedanken aus der Heimat (Haus 4).

Neptun im Schützen bedeutet hier, dass die eigene seelische Eigenart und das Geborgenheitsgefühl verstärkt in Bezug auf die eigene Weltanschauung und durch die Weiterentwicklung der eigenen Ideen und deren gemeinsamer Ausdruck in der Partnerschaft bzw. in Beziehungen wahrgenommen wird.

Ist Saturn noch zu unentwickelt, d.h. wurden die eigenen Rechte und die eigene Verantwortung noch nicht erkannt und wurden die fremden Normen, vor welchen der/die Betroffene immer wieder versucht zu flüchten, noch nicht als solche erkannt, gibt es jedes Mal Schuldgefühle und Angst vor Strafe in seinem/ihrem Tun in der Freizeit, in nicht anerkannten Bereichen, in der Selbstverwirklichung, und im Ausdruck und Zeigen der Gefühle. Die Flucht geschieht hier im Haus 7 in die Einsamkeit, in Drogen, oder ins Helfersyndrom (Neptun = Fische).

Wird erkannt, wovor man Angst hat, welche alten Über-Ich-Maßstäbe man sich auferlegt hat und wo die eigenen Rechte in Partnerschaft, Liebe, geistiger und erotischer Eigenart (Haus 7) liegen, schafft man es auch diese eigenen Rechte auszudrücken, seine Verantwortung zu zeigen und sich abseits von Normen ohne jeglichen Schuldgefühle frei und seelisch geborgen zu fühlen (Haus 4).

5 Entsprechungen in künstlerischen Medien

Ich setze nun das oben angesprochene Analogiegesetz – wie oben, so unten – von den Plantetenstellungen von Saturn, Uranus und Neptun auf Beispiele künstlerischer Medien um, welche dazu beitragen könnten, das entwickelte Stadium dieser Planeten zu erreichen.

5.1 Saturn

Zur Überwindung der Hemmung für die Entdeckung und Durchsetzung der eigenen Rechte und Verantwortung in Bezug auf die eigene Freizeit, Freiheit und Unabhängigkeit, der nicht anerkannten Welt und auf eigenständiges Handeln und Selbstverwirklichung von einem selbst und von anderen.

Mitwirkende Urprinzipien:

1. Saturn – Haus 10 – Steinbock
2. Uranus – Haus 11 – Wassermann
3. Neptun – Haus 12 – Fische
4. Sonne – Haus 5 – Löwe

Es geht hier vor allem um das Spüren von:

1. Grenzen
2. Freiheit
3. „Abnormalität"
4. Tun.

Eine Tätigkeit oder Sportart, die mit Spannung - Entspannung, Widerstand – Nachgeben und Grenzen ausloten – über Grenzen hinausgehen – Unabhängigkeit - nur sich selbst spüren - zu tun hat, wäre hilfreich, um den Unterschied und den Umgang damit zu entdecken:

Tanz: Ballett, Hip-Hop, Break-Dance, Capoueira, freier Ausdruckstanz, mystischer Tanz, Disco

Ausdauersport (Saturn): Marathonlauf, Bergsteigen, Bergklettern
Sprungsportarten (Wassermann): Badminton, Fallschirmspringen, Turmspringen
Wassersport (Fische): Schwimmen, Wassergymnastik, Tauchen
Individualsport (Löwe): Zehnkampf, Tennis, Windsurfen, Golf,

Andere Medien: Bildhauerei, Schriftstellerei, Zen-Kunst, Computerkunst, Kabarett, Zirkus, abstrakte Kunst, Schauspiel, Design, Entertainer, Selbstportraits (Selfie)

5.2 Uranus

Ausbruch/Befreiung und Inbesitznahme der eigenen Rechte und gemeinsame Unternehmungen durch Zeigen der eigenen Gefühle, durch freien körperlichen und sprachlichen Ausdruck und durch Austausch der eigenen Fähigkeiten und Ideen in Beziehungen.

Mitwirkende Urprinzipien: Uranus – Haus 11 – Wassermann
Pluto – Haus 8 – Skorpion
Merkur – Haus 3 – Zwilling
Merkur – Haus 6 – Jungfrau

Es geht vor allem um Gefühle spontan zeigen und ausdrücken im Austausch und in Reaktion mit anderen.

Tanz: Choreographien im Team, z.B. Modern Dance, Ausdruckstanz; Partnertänze, z.B. Salsa, Boogie

Sport: Teamsport, z.B. Volleyball, Fußball, Basketball

Andere Medien: Kabarett, Schauspiel, Musik in der Gruppe z.B. als PescussionistIn oder SängerIn, Songtexte, Wortspiele, Schriftstellerei

11

5.3 Neptun

Praktischer Vollzug der eigenen Rechte und Zeigen der Verantwortung durch Zulassen von Gefühlen und Eingehen auf die eigene seelische Natur und durch Entdecken und Weiterentwicklung der eigenen geistigen Eigenart und des inneren Glücks im Kontakt mit anderen und im Ausdruck mit anderen.

Mitwirkende Urprinzipien: Neptun – Haus 12 – Fische
                                    Venus – Haus 7 – Waage
                                    Mond – Haus 4 – Krebs
                                    Jupiter – Haus 9– Schütze

Es geht vor allem darum, sich, seine Gefühle und seine Ideen zuzulassen jenseits jeglicher Normen und mit anderen teilen und weiterentwickeln.

Da ich bei Uranus schon verschiedene Tätigkeiten in der Gruppe aufgelistet habe, will ich mich vor allem um die Entdeckung der eigenen Natur und Eigenart kümmern. Diese umgelegt auf das Erlebnis und die Konzeption in der Gruppe ergeben sicher weitere neue Dimensionen.

Tanz: Bauchtanz, ursprüngliche Tänze, z.B. Afrikanischer Tanz mit Trommeln

Sport: Tauchen, Schwimmen, (Wasser-)Gymnastik

Andere Medien: Malen, z.B. Aquarell, Zeichnen, Meditation, Singen, Musik mit Naturinstrumenten, Handarbeit mit natürlichen Materialien, z.B. Holz, Stein, Muscheln

6 Schlusswort

Die Beispiele, die ich anhand der Analogiekette hier gebracht habe, sind durch Rüdiger Dahlkes Tabellarischem Verzeichnis verschiedener Analogieketten in „Das senkrechte Weltbild" inspiriert, aber nicht alle direkt übernommen.[11]
Aufgrund meiner monatelangen Beschäftigung mit diesem Thema merke ich, wie ich das Gefühl für die Urprinzipien und ihre Analogieketten schon sehr verinnerlicht habe und mich daher auf mein Verständnis für die Zusammenhänge zwischen verschiedenen Urprinzipien verlassen habe, während ich die Entsprechungen für künstlerische Medien, welche ja Körper, Geist und Seele vereinen sollen, gemäß dem Geburtshoroskop gesucht habe.

Es gäbe wahrscheinlich gar nicht genug Beispiele für künstlerische Medien und Tätigkeiten, die man aufgrund des gesamten Geburtshoroskops eines Menschen auflisten könnte. Somit kommt es wieder auf die eigene Intuition und die des Kunsttherapeuten an, die für die/denjenigen richtigen auszuwählen.

Diese Beispiele sollen allerdings auch nur als Anregung für die/denjenigen dienen, die/der sich damit auseinandersetzen will. Genau diese Person wird hierin auch die für sie richtigen Antworten finden und die Analyse des Geburtshoroskops für die Kunsttherapie hat hier auch schon ihren Zweck erfüllt:

Eine kleine Hilfestellung und Inspiration auf dem Weg zur Selbsterkenntnis und Weiterentwicklung für diejenigen Menschen, die sich damit auseinandersetzen wollen.

---

[11] Siehe auch Rüdiger Dahlke u. Nicolaus Klein, Das senkrechte Weltbild, 1986, S. 181-342

7 Literaturverzeichnis

Hermann Meyer, Astrologie und Psychologie - Eine neue Synthese, (München 1981; Rowohlt Taschenbuch Verlag, Hamburg 1986).

Rüdiger Dahlke u. Nicolaus Klein, Das senkrechte Weltbild, (Kreuzlingen/München 1986; Ullstein Taschenbuch, München 2005).

Thorwald Dethlefsen, Schicksal als Chance, (München 1979).

http://rubriken.fireball.de/rubriken/Unterhaltung_und_Freizeit/Horoskop/individuell.php, © 2004 Lycos Europe GmbH, 19. August 2005

8 Anhang:[12]

Inhalt

8.1 Widder ♈ - Mars ♂ - Haus 1

Das aggressive Urprinzip - Durchsetzungsfähigkeit

Jahreszeit: Frühlingsbeginn (21.3. bis 20.4.)

Mythologie: griech. Ares/ röm. Mars: Sohn des Zeus/Jupiter und der Hera.

Element: Feuer - Wille, cholerisches Temperament, Männlich (Yang), Positiv (+)

Symbol ♂: Materie (statt des Pfeils war ein Kreuz) dominiert über den Geist, aber der Geist treibt von unten die Materie an. Der Pfeil als die geradlinige zentrifugale Kraft, die nach außen strebt als Zeichen für die ungerichtete Energie, Impuls und die Aktivität.

1. Haus = Aszendent: Entdeckung des eigenen Körpers, der körperlichen Eigenart und der materiellen Welt.

Mars – Widder - 1. Haus symbolisieren die materielle/körperliche Energie, die uns zur Verfügung steht und die damit verbundene Durchsetzungsfähigkeit. Weitere Symbole: Anfang, Morgen, Rot, Aufbruch, Entdeckung, Ich, Impuls, Initiative, Risiko, Behauptung, Durchsetzung, Vorwärtsstreben, Mut, Kraft, Energie, Aktivität, Handlung, Pionier, Tapferkeit, Willenskraft, Schnelligkeit, Aggression, Angriff, Kompromisslosigkeit, Ehrlichkeit, Wettkampf, Kampf, Mord, Sexualität, Triebhaftigkeit, Männlichkeit, Penis, Eindringen, Partnerbild der Frau, Jäger, Zähne, Rache, Pfeil, Einseitigkeit, Ungerechtigkeit.

Hemmung in der Entfaltung: Defizit im Ich
1. Gehemmter Zustand:, Hemmung in der Durchsetzung, Aggression in der Erleidensform (wird von anderen attackiert), chronische Entzündungen, Kopfschmerzen
2. Kompensation der Hemmung: verstärktes Ausleben der Aggressivität, Angriff, destruktiv, Rennautos, Raketen, Stärke beweisen

>> Erlöster Zustand: Durchsetzungsfähigkeit und Ichfindung durch die Entdeckung des eigenen Körpers, der körperlichen Eigenart und der materiellen Welt.

---

[12] Siehe auch Rüdiger Dahlke u. Nicolaus Klein, Das senkrechte Weltbild, 1986, S. 57-121 und Hermann Meyer, Astrologie und Psychologie - Eine neue Synthese, 1981, S. 79-157

8.2 Stier ♉ - Venus ♀ - Haus 2

Das ausgleichende Urprinzip – Abgrenzungs- und Genussfähigkeit

Jahreszeit: Hochfrühling (21.4. bis 21.5.)

Mythologie: griech. Aphrodite/ röm. Venus: entstieg aus dem Schaum, den das von seinem Sohn Saturn abgeschlagene Glied von Uranos im Meer erzeugt.

Element: Erde - Körper, melancholisches Temperament, Weiblich (Yin), Negativ (-)

Symbol ♀ : Geist dominiert über die Materie

2. Haus: Ansammlung, Bewahrung und Erhaltung des Durchgesetzten/der körperlichen Eigenart

Die Venus ist sowohl dem Frühlingszeichen Stier als auch dem Herbstzeichen Waage zugeordnet.

Die Venus für sich symbolisiert Gefühl, Seele, Wasser, das Weibliche, Liebe, Frieden, Harmonie (durch Ausgleich der Gegensätze), Muschel, Perle (als Symbol der Einheit der Polarität), Tränen, Trauer, Schmerz, Eifersucht, Entmachtung der Macht, Schönheit, Herz, Anmut, Sinneslust, Freude, Gegensatz zu Mars, Schmeichelei, Leichtlebigkeit, Oberflächlichkeit, Großzügigkeit, Gerechtigkeit, Kunst, Opferbereitschaft, Hingabe, Sensibilität.

Stier – Venus – 2. Haus symbolisieren die materielle/körperliche Sicherheit und die Bewahrung und Abgrenzung des materiellen Besitzes. Weitere Symbole: Weiblichkeit, Sinneslust, Genussfähigkeit, sinnliche Wahrnehmung, Tastsinn, Körperkontakt, aus ganzem Herzen, klare Besitzverhältnisse, Abgrenzung, materieller Besitz (zum Überleben), Ansammlung, territoriales Verhalten, Gutmütigkeit, Bestehendes bewahren, Sicherheit, Eigenwert, Finanzen, Wertbewusstsein, eigener Lebensstil, Eigenraum

Hemmung in der Entfaltung: Defizit im Eigenwert und im Streben nach materieller Sicherheit
1. Gehemmter Zustand:, Hemmung in der Abgrenzung, Gefährdung der Grenzen von außen, Besitzlosigkeit, Hemmung im Genuss
2. Kompensation der Hemmung: ständiges Mehrwollen, Luxus, Schlemmertum
>> Erlöster Zustand: Sicherung und Festigung des Ichs und Entwicklung eines realen Wertbewusstseins und Eigenwerts durch Etablieren eines Eigenraumes (Abgrenzung) und eigenen Lebensstils.

8.3 Zwilling ♊ - Merkur ☿ - Haus 3

Das vermittelnde Urprinzip – Ausdrucks- und Kommunikationsfähigkeit

Jahreszeit: Spätfrühling (22.5. bis 21.6.)

Mythologie: griech. Hermes/ röm. Merkur: unehelicher Sohn des Zeus und der Maia. Seine Existenz blieb 10 Monate verborgen.

Element: Luft - Gedanke, sanguinisches Temperament, Männlich (Yang), Positiv (+)

Symbol ☿ : Körper, Seele und Geist sind in harmonischem Ausgleich vereinigt.

3. Haus: Weiterentwicklung der körperlichen Anlagen, körperlicher Ausdruck und Gebrauch des Körpers und der Materie.

Merkur ist sowohl dem Frühlingszeichen Zwilling, als auch dem Herbstzeichen Jungfrau zugeordnet.

Merkur für sich symbolisiert Schnelligkeit, Anpacken, Geschick, List, Gewandtheit, Liebenswürdigkeit, Handel, Handwerk, Kommunikation, Übermittlung, körperliche und geistige Beweglichkeit, Intelligenz, Geistesgegenwart, Sprache, Rhetorik, Denken, Schreiben, Rechnen, Wahrheit (zu seinem Vorteil) drehen und wenden, Gott der Händler, Diebe, Betrüger, Diplomaten, natürliche Neutralität, Relativität der Dinge, Unruhe, Reisen, Wege, Esoterik, Zusammenführung der Gegensätze, Verkehr, oberflächliches Miteinanderverkehren.

Zwilling - Merkur – 3. Haus symbolisieren die Weiterentwicklung und Differenzierung der körperlichen Anlagen durch Ausdruck und Kommunikation mit anderen. Weitere Symbole: Kontakt, Information, Benennen, Erfassen von Zusammenhängen, Bezeichnen der körperlichen Erscheinungsformen, Zählen, Messen, Wägen, Sprache, Schrift, Lernen, Interesse, Technik, Mimik, Pantomimik, Hände, Beine, Bronchien, Lunge, Hantieren, Tun, unverbindliche Diskussion, Wissensaufnahme und -vermittlung (nachvollziehend, nicht eigenschöpferisch), Schule, Medien, Intellekt, Beweglichkeit, Flexibilität, Neutralität, Liebenswürdigkeit, Unverbindlichkeit, Neugier.

Hemmung in der Entfaltung: Defizit in der Differenzierung des Ichs
1. Gehemmter Zustand:, Hemmung in der Kommunikation, praktisch und technisch unbegabt, Sprachhemmung/Analphabetismus
2. Kompensation der Hemmung: Intellektualität, Technokrat

>> Erlöster Zustand: Weiterentwicklung und Differenzierung des Ichs (körperliche Anlagen) durch Lernen, Kommunikation und Bewegung/praktische Tätigkeiten

8.4 Krebs ♋ - Mond ☽ - Haus 4

Das widerspiegelnde Urprinzip – Empfindungsfähigkeit

Jahreszeit: Sommeranfang (22.6. bis 23.7.)

Mythologie: viele Mondgöttinnen: Demeter und Tochter Kore - Göttinnen des Ackerbaus und des weiblichen Zyklus; Selene (Luna); Hera (Natur); Ischtar (weißer und scharzer Mond), Lilith (Todesmutter); Hekate (Göttin der Nacht Isis); Artemis (Diana-Göttin der Jagd); Maria (Mutter Gottes)

Element: Wasser - Gefühl, phlegmatisches Temperament, Weiblich (Yin), Negativ (-)

Symbol ☽ : repräsentiert die Seele, das Empfängliche

Haus 4 symbolisiert die Entdeckung der seelischen Eigenart und eigenen Natur.

Krebs – Mond – 4. Haus symbolisieren die Ausbildung der seelischen Eigenart und Empfindungsfähigkeit. Weitere Symbole:
das Urweibliche, Ursprung, Instinkt, Magie, Gefühl, Liebessehnsucht, Fruchtbarkeit, Hingabe, Natur, Natürlichkeit, weiblicher Zyklus, Geben (Geburt und Wachstum) und Empfangen (Empfängnis und Sterben) als Einheit, Ehe, Mutterschaft, Gebärmutter, Häuslichkeit, Wärme, Geborgenheit, Herkunft, Heimat, Familie, Unterwelt, Unbewusstes, Verschlingend, Dunkel, Rache, Angst, Irrsinn, Alpträume, Gespenster, Anpassung, Unschuld, Abhängigkeit, Unselbstständigkeit, Launenhaftigkeit, reflektierend, Spiegel (Scheinwelt der Maja), wechselhaft, unstet, Tod und Heilung, seelische Verwandtschaft, Vertrautheit, Einssein, Zuneigung, Offenheit, Zärtlichkeit, Einfühlungsvermögen, Akzeptanz, Identifikation, Introjektion, Nahrung, Verdauung, Regeneration

Hemmung in der Entfaltung: Defizit in der Identitätsfindung
1. Gehemmter Zustand: Unterdrückung der eigenen seelischen Natur, Anpassung an Gebote und Verbote, Kindrolle, Zärtlichkeitsdefizit
2. Kompensation der Hemmung: Bemuttern, Glucke sein, zuviel Geben von Zärtlichkeit

>> Erlöster Zustand: Identitätsfindung und Geborgenheit durch Entdeckung und Akzeptanz der seelischen Eigenart/Natur, eigenen Gefühle und Empfindungen.

8.5 Löwe ♌ – Sonne ☉ – Haus 5

Das lebenspendende Urprinzip – Handlungsfähigkeit, seelische Bindungsfähigkeit

Jahreszeit: Hochsommer (23.7 bis 23.8.)
Mythologie: viele Erscheinungsformen: Horus, Ra, Atoum, Knoum (=Ägypt. Sonnenstände); Brahma (Indisch); Jesus, Gott (Christlich), Helios (Griech.): Kind der Titanen Theia und Hyperion, vereinigt in sich alle Eigenschaften der anderen Gottheiten

Element: Feuer - Wille, cholerisches Temperament, Männlich (Yang), Positiv (+)

Symbol ☉ : Der Kreis mit Zentrum als Repräsentant des Geistes

Haus 5 symbolisiert das Inbesitznehmen der seelischen Eigenart und Investition von Gefühlen.

Die Sonne für sich ist das 1. Urprinzip, Quelle allen Lebens, Ursprung allen Seins, höchstes göttliches Prinzip, die von Materie ungebundene Urkraft, die selbst nicht in Erscheinung tritt, aber alle anderen Prinzipien in Potenz enthält, symbolisiert Vollkommenheit und Transzendenz.

Löwe – Sonne – 5. Haus symbolisieren die schöpferischen Fähigkeiten durch die Investition von angesammelten Gefühlen und Empfindungen. Weitere Symbole: Allsichtigkeit, wertungsfrei, qualitätsfrei, das Sein, die goldene Mitte, Autorität ohne sie auszuspielen, leben im Moment, Strahlen, Vitalität, Energie, Kraft, Wärme, Entfaltung, größte Macht, Dominanz, Individualität, Großzügigkeit, Eigenverantwortung, Selbstständigkeit, Stolz, Machtstreben, Subjektivität, Selbstüberschätzung, Arroganz, Egodominanz, Zentrum, Kern, Herz, Ball, Spieltrieb, Orgasmusfähigkeit, schöpferisch, künstlerisch, Handlungsfähigkeit, Bindungsfähigkeit, Selbst-Bewusstsein

Hemmung in der Entfaltung: Defizit im Selbstbewusstsein und in der Selbstverwirklichung
1. Gehemmter Zustand: „falsche" Bescheidenheit, Emotionslosigkeit, schwacher Unternehmergeist
2. Kompensation der Hemmung: zu großer Unternehmungsdrang (Handeln als Selbstzweck aus Angst vor seelischer Leere), Selbstherrlichkeit, Prahlerei, Angeberei

>> Erlöster Zustand: Selbstverwirklichung, Reife und Selbstsicherheit durch Investition der angesammelten Gefühle und der seelischen Eigenart in einem schöpferischen Akt.

8.6 Jungfrau ♍ – Merkur ☿ – Haus 6

Das vermittelnde Urprinzip – Wahrnehmungs- und Beobachtungsfähigkeit, Fähigkeit, Gefühle zu zeigen

Jahreszeit: Spätsommer (23.8 bis 23.9.)
Mythologie: griech. Hermes/ röm. Merkur: unehelicher Sohn des Zeus und der Maia. Seine Existenz blieb 10 Monate verborgen.
Element: Erde - Körper, melancholisches Temperament, Weiblich (Yin), Negativ (-)
Symbol ☿ : Körper, Seele und Geist sind in harmonischem Ausgleich vereinigt.
6. Haus: Weiterentwicklung und Differenzierung der seelischen Eigenart.

Merkur ist sowohl dem Frühlingszeichen Zwilling, als auch dem Herbstzeichen Jungfrau zugeordnet. Symbole des Merkurs an sich siehe 3.3 Zwilling.

Jungfrau – Merkur – 6. Haus symbolisieren die Entwicklung und Differenzierung der seelischen Eigenart durch Wahrnehmen und Zeigen der Gefühle. Weitere Symbole: Genauigkeit, Zuwendung zu Kleinigkeiten, Objektivität, Materie, Handwerk, Geschicklichkeit, innere Ordnung, Struktur, Vorsicht, Abwägung Aufwand gegen Nutzen, Kritik, Berechnung, Verstand, Anpassung an Situationen, Unterordnung, Sklaventum, Gehorsam, Dienen, Krankheit, Verschmutzung, Verstopfung, Darm, Reinigung, Analyse, verbalisieren, Wahrnehmung, Ausdruck, Verbrauch, Aufbau, gesundheitsfördernd, lebensverlängernd, innere und äußere Arbeit (mit der Natur)

Hemmung in der Entfaltung: Defizit in der Pflege und Zeigen der seelischen Eigenart
1. Gehemmter Zustand: Verschmutzung, Krankheit, Abhängigkeit, Unterordnung
2. Kompensation der Hemmung: zu großer oder fremdbestimmter Arbeits- und Reinigungsdrang; Arbeit, um Anerkennung zu bekommen

>> Erlöster Zustand: Reinigung und Weiterentwicklung der seelischen Anlagen durch Wahrnehmen und Zeigen der eigenen Gefühle und Pflege der eigenen Natur.

8.7   Waage ♎ - Venus ♀ - Haus 7

Das ausgleichende Urprinzip – Kontakt- und Liebesfähigkeit

Jahreszeit: Herbstbeginn (23.9. bis 23.10.)

Mythologie: griech. Aphrodite/ röm. Venus: entstieg aus dem Schaum, den das von seinem Sohn Saturn abgeschlagene Glied von Uranos im Meer erzeugt.

Element: Luft - Gedanke, sanguinisches Temperament, Männlich (Yang), Positiv (+)

Symbol ♀ : Geist dominiert über die Materie

7. Haus: Entdeckung der geistigen Eigenart/Ideen und Durchsetzung des/mit dem anderen.

Die Venus ist sowohl dem Frühlingszeichen Stier als auch dem Herbstzeichen Waage zugeordnet. Symbole der Venus an sich siehe 3.2 Stier.

Waage – Venus – 7. Haus symbolisieren die Entdeckung der geistigen und erotischen Eigenart und Durchsetzung des/mit dem anderen durch Kontaktfähigkeit und Harmonie zwischen Körper und Seele. Weitere Symbole:
Schönheit, Erotik, Aphrodisiakum, Reiz, Verführung, Sympathie, Ausstrahlung, Harmonie, Glück durch seelische und körperliche Entfaltung, Kunst, Geschmack, Diplomatie, Ausgleich, Gegensätze in sich vereinigt, Frieden, das Gemeinsame, Partner(-fähigkeit), Gleichberechtigung, Liebe (körperlich und seelisch), liebesfähig, Austausch, Reaktion des Partners, richtiges Maß, ökologischer Umgang mit seinen Ressourcen, Abwägen, Selektion, Kompromiss, Homöostase (Selbstregulierung), Nieren-, Blasenbeschwerden, Idee, Synthese zwischen Intellekt und Seele (=Geist), Ergänzung, Komplementärbild (des Partners),

Hemmung in der Entfaltung: Defizit in der geistigen Entfaltung und Liebesfähigkeit
1. Gehemmter Zustand: Dienen für Anerkennung, Masochist, Unterordnung, Kontaktarmut, unmodisch, erotische Tabus
2. Kompensation der Hemmung: Sadist, Ehe(-vertrag), Pornographie, Mode-Addict

>> Erlöster Zustand: Eigene geistige, erotische Entfaltung/Identitätsfindung und Partner-/Liebesfähigkeit und somit Partnerfindung durch innerem Ausgleich von Körper und Seele und Gleichberechtigung mit anderen.

8.8   Skorpion ♏ - Pluto ♇ - Haus 8

Das zersetzende Urprinzip – Beziehungsfähigkeit

<u>Jahreszeit</u>: Hochherbst (23.10. bis 23.11.)

<u>Mythologie</u>: griech. Hades/ röm. Pluto: Hades ist der ältere Bruder des Zeus und Sohn des Kronos; Herrscher über die Unterwelt

<u>Element</u>: Wasser - Gefühl, phlegmatisches Temperament, Weiblich (Yin), Negativ (-)

<u>Symbol</u> ♇ : Geist verschmolzen mit dem Empfänglichen/der Seele, welche über die Materie dominieren.

<u>8. Haus:</u> Verwurzelung und Sicherung der Partnerschaft und der geistigen Eigenart/ Ideen.

<u>Skorpion – Pluto – 8. Haus</u> symbolisieren die Sicherung der Partnerschaft und eigenen Ideen und Entwickeln der eigenen Art der Beziehung durch gegenseitigen Austausch der eigenen Fähigkeiten und durch gemeinsamen Genuss. Weitere Symbole:
Sterben, Wandlung, Tod, Transformation, Zersetzung, Entwicklung, Hüter der Schwelle, Jenseits, Seele, Wiedergeburt, Dunkelheit vor dem Licht, Grauen, Sadist, Masochist, Qual, Ungeheuer, Hungersnot, Leidenschaft, Gnadenlosigkeit, Verschlagenheit, Suggestion, Heimtücke, Hinterhalt, Fixierung, Starrsinn, Prinzipien-Hörigkeit, Eifersucht, Kampf, Druck(-mittel), Magie, Macht, Gewalt, Zwang, Verkrampfungen (Spasmen), Transformationskrankheiten, Dominanz, Vorstellung, eigene Meinung, Sich Einbringen, Fanatismus, Leitbilder, Opferung, Führer, Dogma, Edelstein, Metall

<u>Hemmung in der Entfaltung:</u> Defizit in der geistigen Entfaltung und Liebesfähigkeit
1. Gehemmter Zustand: Masochist, Leiden, Minderwertigkeitsgefühl, Opferrolle, Autoritätsgläubiger
2. Kompensation der Hemmung: Sadist, Dominanz, Guru, Machtausübung, Autorität

<u>>> Erlöster Zustand:</u> Eigene geistige Meinungsfindung durch Transformation und Umbruch von alten nicht eigenen Leitbildern. Beziehungsfähigkeit durch Austausch und Investition der geistigen Eigenart in der Partnerschaft.

8.9   Schütze ♐ – Jupiter ♃ - Haus 9

Das entwickelte Urprinzip – Bildungsfähigkeit

<u>Jahreszeit</u>: Spätherbst (23.11. bis 20.12.)

<u>Mythologie</u>: griech. Zeus / röm. Jupiter: Zeus ist der Sohn von Kronos und dessen Schwester Rhea, befreit Geschwister und entmachtet den Vater mit seinem Blitz; Herrscher über die Welt der Götter

<u>Element</u>: Feuer - Wille, cholerisches Temperament, Männlich (Yang), Positiv (+)

<u>Symbol</u> ♃ : Seelische dominiert über die Materie

<u>9. Haus:</u> Ausdruck, Weiterentwicklung der geistigen Eigenart/Ideen und Ausdruck des Partners.

<u>Schütze – Jupiter – 9. Haus</u> symbolisieren Ausdruck, Weiterentwicklung und Differenzierung der eigenen Ideen und Meinung durch den gemeinsamen Ausdruck und das Lernen aneinander in der Partnerschaft. Weitere Symbole:
Ferne, Untreue, Wollust, Großmütigkeit, Großzügigkeit, Spiel und Sport, Liebe zu den Menschen, Erfolg, (großes) Glück, Zufriedenheit, Heiterkeit, Optimismus, Hilfsbereitschaft, Gerechtigkeit, Recht und Gesetz, Leber, Lernen, Härte, Beschützer, Religion, Glaube,

Toleranz, Gnade, Selbstüberschätzung, Übertreibung, Arroganz, Großspurigkeit, Philosophie, Entwicklung, Erkenntnis, Einsicht, Ideale, Sinnfindung, Wertmaßstab, Kultur, Weisheit, Offenheit, Weite, Dynamik, Freiheit, (geistiges) Wachstum, Heilung, Reichtum, Fülle, Inhalt, Weltanschauung, Reisen, Vorträge

Hemmung in der Entfaltung: Defizit im Ausdruck der geistigen Eigenart und eigenen Meinung
1. Gehemmter Zustand: Günstling, Übernehmen der Weltanschauung des anderen, um gefördert zu werden, Glücksempfänger, der Ungebildete
2. Kompensation der Hemmung: Mäzen, erwartet, dass der andere seine Weltanschauung übernimmt, Glücksbringer, der Gebildete

>> Erlöster Zustand: Ausdruck und Weiterentwicklung der eigenen Meinung, Ideen, auch gemeinsam in der Partnerschaft durch eigene innere Glück- und Sinnfindung und Lernen durch gemeinsamen körperlichen und seelischen Ausdruck .

8.10 Steinbock ♑ - Saturn ♄ - Haus 10

Das einschränkende, begrenzende Urprinzip – Rechts-, Verantwortungs- und Bewusstseinsfähigkeit

Jahreszeit: Winterbeginn (21.12. bis 20.1.)

Mythologie: griech. Kronos/ röm. Saturn: Kronos ist der jüngste der Titanen, gezeugt von Uranos (Himmel) und Gaia (Erde); entmannte Vater mit einer Steinsichel und verschlang eigene Kinder

Element: Erde - Körper, melancholisches Temperament, Weiblich (Yin), Negativ (-)

Symbol ♄ : Materie lastet auf der Seele

10. Haus:. Entdeckung und Durchsetzung der eigenen Rechte und Verantwortung und der seelischen Eigenart des anderen.

Steinbock – Saturn – 10. Haus symbolisieren die Entdeckung und Durchsetzung der eigenen Rechte und Verantwortungsfähigkeit durch die Bewusstwerdung der gemeinsamen/fremden Empfindung.

Weitere Symbole: Stein, Vergangenheit, Rückschau, Arglosigkeit, Unglück, Gefangenschaft, Recht, Ordnung, in Alleinherrschaft: einschränkend, unter Oberherrschaft: entwicklungsfördernd, Erfahrung, Einschränkung, Abtötung, Begrenzung, das Wesentliche, Erbarmungslosigkeit, Sichel, Hemmung, Klarheit, Ernst, Geradlinigkeit, Einfachheit, Ein-falt, Ein-heit, Krankheit, Schmerz, Trennung, Verlust, Einsamkeit, Schicksal(sschläge), negatives Feedback, Verdrängung, Lernen durch Leid, Erfahrung, Erkenntnis, Patriarchat, Ideal, Gebot, Maßstab, Gut und Böse, Anerkennung, Ruhm, Amt, Würde, Ehre, Beruf, Norm, Allgemeingültigkeit, Eltern, Tabu, Strafe, Schuld (-gefühle), Kontrolle, Moral, Vater

Hemmung in der Entfaltung: Verdrängung der seelischen Eigenart und des eigenen Empfindens zugunsten der gemeinsamen/fremden Empfindung (die Norm, Über-Ich)
1. Gehemmter Zustand: nicht anerkannt, unbedeutend sein, Schuldgefühle, Bestraft werden, Selbstbestrafung, Kindrollenspieler
2. Kompensation der Hemmung: Ideal der anerkannten Norm leben, Streben nach Anerkennung, Ehrgeiz, kritisieren und bestrafen, Elternrollenspieler

>> Erlöster Zustand: Eigene Rechts- und, Verantwortungsfähigkeit durch Durchsetzen-Können und -Dürfen der seelischen Eigenart und Bewusstwerdung durch das Erleiden der Über-Ich-Maßstäbe.

8.11 Wassermann ≈ – Uranus ☉ – Haus 11

Das exzentrische, unstete Urprinzip – Fähigkeit zur Freiheit

Jahreszeit: Hochwinter (20.1. bis 19.2.)

Mythologie: griech. Uranos/ röm. Uranus: Uranos (Himmel) wurde ohne Mithilfe im Schlaf von Gäa (Mutter Erde) geboren, durch Befruchtung der eigenen Mutter mit Regentropfen entstanden die Seen und Meere, durch sein von Kronos angeschnittenes Glied entsteht Aphrodite im Meerschaum.

Element: Luft - Gedanke, sanguinisches Temperament, Männlich (Yang), Positiv (+)

Symbol ☉ : Die Sonne strebt zu einem höheren Bewusstsein.

11. Haus: Ansammlung und Sicherung der Entwicklung der kollektiven und individuellen seelischen Eigenart.

Wassermann – Uranus – 11. Haus symbolisieren die Sicherung der Entwicklung der kollektiven und individuellen seelischen Eigenart durch Investition der eigenen Rechte, gemeinsame Handlungsfähigkeit und Fähigkeit zur Freiheit. Weitere Symbole: Unberechenbarkeit, bizarr, verrückt, Intuition, Schöpfungskraft, unkonventionell, sprunghaft, voraussetzungslos, plötzliches Glück oder Unglück, Blitz, Katastrophe, paradox, Überraschung, Genialität, Erfindungen, Einfall, Originell, Erfassen von Zusammenhängen, Revolution, Rebellion, Auflehnung, Irrsinn, Veränderung, Wahnsinn, Unterbrechung, Geistesblitz, Erleuchtung, Vorausschau, Liebe auf den ersten Blick, Hier und Jetzt, Explosion, Urknall, Technik, Wunder, Spontaneität, Fortschritt, reizbar, Unruhe, Gefühlskälte, Narr, Freiheit, Abenteuer, Extreme, Paradies, Fliegen, Lähmung, Antithese, Eisbrecher, Emanzipation, progressiv, Gleichheit, Gleichberechtigung, Unabhängigkeit, Aussteigen

Hemmung in der Entfaltung: Defizit in der Fähigkeit zur eigenen Freiheit oder der des anderen.
1. Gehemmter Zustand: angepasst, Erleiden von Übertritten des anderen, Nervosität
2. Kompensation der Hemmung: Revolutionär, will andere befreien, Übertritt, Provokation
>> Erlöster Zustand: Befreiung und Emanzipation von Über-Ich-Maßstäben durch die Inbesitznahme und Investition der eigenen Rechte und Verantwortung und somit Ermöglichen von gemeinsamen Handlungen.

8.12 Fische ♓ – Neptun ♆ – Haus 12

Das auflösende Urprinzip – Kosmische Fähigkeiten

Jahreszeit: Winterende (19.2. bis 20.3.)

Mythologie: griech. Poseidon/ röm. Neptun: Poseidon ist der jüngere Bruder des Zeus und Sohn des Kronos und der Rhea; Herrscher über das Meerreich

Element: Wasser - Gefühl, phlegmatisches Temperament, Weiblich (Yin), Negativ (-)

Symbol ♆ : die empfängliche Schale für das Übersinnliche steht über dem Kreuz der materiellen Welt.

12. Haus: Wahrnehmung und Zeigen der Rechte und Verantwortung.

Fisch – Neptun – 12. Haus symbolisieren das Wahrnehmen und Zeigen der eigenen Rechte und Verantwortung, Zulassen der Gefühle des anderen
Täuschung, Unentdeckt-bleiben, Phantasie, Verzauberung, Magie, Verhältnisse, Auflösung, Schwächung, Gerücht, Wahrheit vernebeln, Hintergrund, Betrug, Seuche, Vergiftung, Unklarheit, Lüge, Verschwommen, Tiefe des Meeres, Andeutung, Durchtriebenheit, beleidigt sein, indirekt, undurchschaubar, Heimlichkeit, Durcheinander, Verwandlung, Geheimnis, Zauber, Wunder, Illusion, Sehnsucht, Traum, unsichtbar, Chaos, Sucht, Halluzination,

Rausch, Wein, Wahn, Drogen, Einfühlungskraft, Transzendenz, Altruismus, Menschenliebe, Ahnungsvermögen, Hellsichtigkeit, Blindheit, Irrfahrt, Liebestraum, -rausch, Schaum, Welle, Unbewusstes, Schleier, Möglichkeiten, Anima, Mysterium, Heiliger, Auflösung der Gegensätze, Einheit, Blöße, Angst, Ersatz, Flucht, Medium, Placeboeffekt, Hoffnung, Erlösung, Wunsch, Jenseits, Fernsehen, passiv, Werbung, Zweifel, Symbol

<u>Hemmung in der Entfaltung:</u> Verdrängung des eigenen Maßstabs (Rechte und Verantwortung) und Angst vor der Überwindung des Über-Ichs.
1. Gehemmter Zustand: der Hilflose und Schwache, Angst, Zweifel
2. Kompensation der Hemmung: der Helfer, der andere unselbstständig macht, Sucht, Flucht, Lügen

<u>>> Erlöster Zustand:</u> Bewusstseinserweiterung durch Wahrnehmung der Welt jenseits dessen, was anerkannt ist, Weiterentwicklung und Ausdruck der eigenen Rechte und Verantwortung und Zulassen des Ausdrucks der Gefühle des anderen und somit Überwindung/Auflösung des alten anerkannten Maßstabs/Über-Ichs (Unangepasstheit).